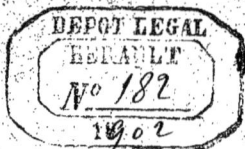

Pierre TICHÉ

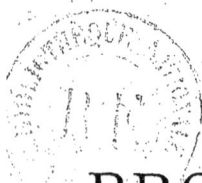

HERNIES

PROPÉRITONÉALES

MONTPELLIER
IMPRIMERIE CENTRALE DU MIDI
(HAMELIN FRÈRES)

1902

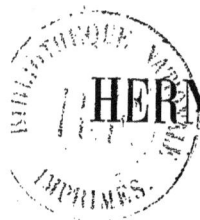

HERNIES PROPÉRITONÉALES

PERSONNEL DE LA FACULTÉ

MM. MAIRET (✽)............... DOYEN
FORGUE................... ASSESSEUR

PROFESSEURS

Hygiène.. MM. BERTIN-SANS(✽
Clinique médicale............................. GRASSET (✽).
Clinique chirurgicale......................... TEDENAT.
Clinique obstétricale et gynécologie........... GRYNFELIT.
— — ch. du cours, M. VALLOIS....
Thérapeutique et matière médicale.............. HAMELIN (✽).
Clinique médicale............................. CARRIEU.
Clinique des maladies mentales et nerveuses....... MAIRET (✽).
Physique médicale............................. IMBERT.
Botanique et histoire naturelle médicale .... GRANEL.
Clinique chirurgicale......................... FORGUE.
Clinique ophtalmologique....................... TRUC.
Chimie médicale et Pharmacie................... VILLE.
Physiologie.................................... HEDON.
Histologie..................................... VIALLETON.
Pathologie interne............................. DUCAMP.
Anatomie...................................... GILIS.
Opérations et appareils........................ ESTOR.
Microbiologie.................................. RODET.
Médecine légale et toxicologie .... SARDA.
Clinique des maladies des enfants.............. BAUMEL.
Anatomie pathologique.......................... BOSC.

DOYEN HONORAIRE : M. VIALLETON.
PROFESSEURS HONORAIRES : MM. JAUMES, PAULET (O. ✽).

CHARGÉS DE COURS COMPLÉMENTAIRES

Accouchements .... MM. PUECH, agrégé.
Clinique ann. des mal. syphil. et cutanées.. BROUSSE, agrégé.
Clinique annexe des maladies des vieillards. VIRES, agrégé.
Pathologie externe.................... DE ROUVILLE. agrégé.
Pathologie générale .... RAYMOND, agrégé.

AGRÉGÉS EN EXERCICE :

MM. BROUSSE	MM. VALLOIS	MM. L. IMBERT
RAUZIER	MOURET	H. BERTIN-SANS
MOITESSIER	GALAVIELLE	VEDEL
DE ROUVILLE	RAYMOND	JEANBRAU
PUECH	VIRES	POUJOL

M. H. GOT, secrétaire.

EXAMINATEURS
DE LA THÈSE : { MM. TEDENAT, président.
ESTOR.
DE ROUVILLE.
JEANBRAU.

La Faculté de médecine de Montpellier déclare que les opinions émises dans les Dissertations qui lui sont présentées doivent être considérées comme propres à leur auteur ; qu'elle n'entend leur donner ni approbation ni improbation.

HERNIES

PROPÉRITONÉALES

PAR

Pierre TICHÉ

DOCTEUR EN MÉDECINE

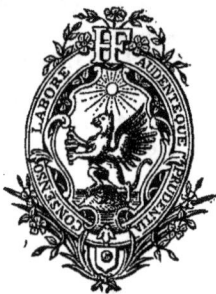

MONTPELLIER
IMPRIMERIE CENTRALE DU MIDI
(Hamelin Frères)

—

1902

A MES PARENTS

A MES MAITRES

A MES AMIS

P. TICHÉ.

AVANT-PROPOS

L'histoire de la hernie propéritonéale ayant été exposée en plusieurs ouvrages et assez complètement, nous n'avons pas la prétention de présenter à notre jury un travail personnel.

Nous avons voulu surtout faire un rapprochement entre deux variétés de hernies qui, bien qu'ayant de nombreux points communs, ont toujours été envisagées séparément.

Ce rapprochement nous a semblé nécessaire, parce que ces deux affections, qui sont cependant bien distinctes par leur nature, offrent de nombreux airs de parenté et aboutissent aux mêmes indications thérapeutiques.

Les deux observations qu'a bien voulu mettre à notre disposition M. le professeur Tédenat nous ont beaucoup aidé à obtenir le résultat que nous nous étions proposé.

Nous sommes heureux de témoigner ici toute ma gratitude à l'éminent professeur qui a eu l'amabilité d'accepter la présidence de notre thèse et nous a témoigné tant de bienveillance pendant le cours de nos études médicales.

A MM. les docteurs Fine et Massot, de l'hôpital de Perpignan, nous adressons aussi nos sincères remerciements pour nous avoir traité, pendant notre internat, en collaborateurs : qu'ils soient assurés de notre entière reconnaissance.

Qu'il nous soit permis enfin, avant de quitter la Faculté de Montpellier, de dire à tous nos Maîtres combien nous sommes touché de leurs bons procédés à notre égard, et reconnaisnaissant de leur précieux enseignement.

HERNIES

PROPÉRITONÉALES

En 1876, Krönlein donne ce nom à une variété rare de hernies caractérisées par l'existence de deux sacs herniaires, dont l'un occupe le canal inguinal ou crural et l'autre, toujours le plus volumineux des deux, siège en arrière du fascia transversalis, en avant du péritoine. Il sépare ainsi, nettement, cette forme de la hernie inguino-interstitielle, également biloculaire, mais dans laquelle le sac propéritonéal siège en avant du fascia transversalis, en arrière de l'aponévrose du muscle grand-oblique. Par leur constitution anatomique, par leur pathogénie, par quelques-uns de leurs symptômes mêmes, ces hernies diffèrent nettement des premières et méritent une description à part. Toutefois, par leur aspect clinique, par les indications thérapeutiques auxquelles elles donnent naissance, elles offrent, avec les premières, de si nombreux points de ressemblance, qu'il nous a paru utile de les grouper toutes sous un même titre. Ainsi, nous envisagerons ici la hernie inguino ou cruro-propéritonéale, telle que l'a décrite Krönlein, et la hernie inguino-interstitielle.

Elles ont, toutes les deux, leur siège dans la région inguinale, mais dans des plans de plus en plus superficiels ; il n'est pas besoin d'ajouter que les difficultés du diagnostic croissent avec la profondeur de la région intéressée. Quant à la hernie inguino-superficielle, elle a un siège tellement tangible, un mode de développement si particulier, qu'elle ne mérite nullement d'entrer dans ce cadre.

I

HISTORIQUE

Ebauchée en 1851 par Parise, décrite peu après par Streubel, la hernie propéritonéale fait, en 1876, l'objet d'un travail remarquable de la part de Krönlein. Celui-ci, après avoir rapporté l'histoire détaillée de deux malades, rassemble tous les cas publiés jusqu'alors, au nombre de 24, et précise les caractères fondamentaux de cette hernie.

Après lui, nombre d'auteurs, allemands surtout, publient de nouvelles observations, et, en 1890, Breiter parvient à en réunir encore 35. La description qu'il fait de cette hernie repose sur l'analyse de ces 59 cas. Il insiste tout particulièrement sur sa constitution anatomique, pour en arriver à sa pathogénie.

L'histoire de la hernie inguino-interstitielle est toute française. Les premiers travaux datent de 1835, époque à laquelle Dance ébaucha la question. Un an après, Goyrand publia un mémoire qu'il envoya à l'Académie de médecine. Mais déjà, avant ces deux auteurs, plusieurs cas avaient été signalés par Petit et Murray, en 1788, sous le nom de hernie incomplète. Boyer lui avait donné le nom de hernie intra inguinale. Mais c'est Tillaux qui, le premier, en 1871, fit de la hernie inguino-interstitielle une maladie à part, ayant des symptômes propres, des conditions de développement spéciales. Il insista sur le rôle pathogénique de l'ectopie du testicule et posa, comme condition anatomique indispensable à l'existence de cette hernie, l'absence ou l'étroitesse de l'orifice inférieur du canal inguinal.

En 1877 parut la thèse de Gaston Dreyfus. Citons enfin les travaux de Meinhard-Schmid, Rumpel, et un article récent de Van Buren Knot.

II

ANATOMIE PATHOLOGIQUE

I. — Hernie inguino ou cruro-propéritonéale proprement dite.

Elle est formée de deux sacs ou plutôt d'un sac à deux compartiments, dont l'un occupe l'espace compris entre le fascia transversalis et le péritoine, l'autre, le canal inguinal ou crural. Ce deuxième sac a tout à fait l'aspect d'une hernie vulgaire. Il est rarement volumineux, descend exceptionnellement dans le scrotum, mais s'arrête le plus souvent avant d'atteindre l'orifice externe du canal inguinal. Le plus souvent c'est le processus vagino-péritonéal qui fournit l'enveloppe de la hernie. Déjà, en 1880, Krönlein fait cette constatation; dans son travail il dit : « Il résulta souvent, des informations prises, que le malade venait au monde avec sa hernie ou qu'il l'avait acquise dans son jeune âge. » Vingt et une fois on trouva, à l'opération, la constitution anatomique d'un sac herniaire congénital : le testicule ectopié n'était recouvert que de sa tunique albuginée ; il n'avait pas de tunique vaginale et se trouvait au milieu du sac herniaire. Dans la statistique de Breiter, l'on trouve un sac herniaire évidemment congénital trente-six fois ; un sac herniaire acquis dix fois ; dans 12 cas, on ne trouve pas d'indications sur ce point.

Le canal inguinal et l'orifice interne sont presque toujour très larges. L'anneau externe est large aussi : c'est là un caractère qui appartient en propre à cette forme de hernie et que nous ne retrouverons pas dans la hernie inguino-interstitielle.

Le testicule est le plus souvent en ectopie ; tantôt il est simplement plus élevé que celui de l'autre côté et se place à l'entrée de l'orifice externe ; tantôt il se place en travers, dans le canal inguinal ; souvent même il y a cryptorchidie. Cette ectopie s'accompagne , presque toujours , d'atrophie de l'organe.

Le sac propéritonéal forme en arrière de l'anneau inguinal interne une poche, de dimensions très variables, située immédiatement en dehors du péritoine. Ses parois, intimement unies au péritoine pariétal, ont souvent des dimensions inégales, et Krönlein a insisté sur la prédominance de la paroi postérieure sur l'antérieure, qui donne à cet espace dilaté l'aspect d'une poche appendue latéralement au sac herniaire. Son grand axe forme alors, avec celui du compartiment inguinal, un angle aigu ou obtus, souvent droit.

Il est aisé de comprendre combien cette disposition favorise l'étranglement au niveau de l'orifice interne, même lorsque celui-ci est large. Dans ce cas aussi, l'orifice abdominal du sac propéritonéal se trouve rapproché de l'anneau interne. Au contraire, lorsque les deux parois antérieures et postérieures prennent une part égale à la constitution du sac propéritonéal, ces deux orifices se trouvent en deux points diamétralement opposés, et l'axe longitudinal du sac répond au prolongement de celui du sac inguinal. Sa grosseur est très variable, elle peut égaler celle d'une grosse tête d'adulte. Sa direction ne l'est pas moins : sur les 24 cas qui constituent la statistique de Krönlein, 13 fois le fond du sac s'élevait en haut et en dehors vers l'épine iliaque antérieure et supérieure, 8 fois il descendait en bas et en dedans vers la vessie, 3 fois il se dirigeait directement en bas vers le trou obturateur.

Cette dernière disposition n'a jamais été découverte qu'à l'autopsie, car la tumeur ne se révèle à l'extérieur par aucun symptôme objectif et n'est accessible que par le toucher rectal ou vaginal. Le sac propéritonéal communique avec la cavité abdominale par un orifice étroit, dur, fibreux et tranchant. C'est cet orifice abdominal qui est l'agent effectif de presque tous les étranglements.

Les deux sacs herniaires contiennent, la plupart du temps, des anses intestinales. Sur 58 cas, 27 fois l'intestin existait seul, 8 fois il était accompagné d'épiploon. Dans un cas on trouva le cœcum et l'appendice iléo-cœcal perforé.

Enfin, il est fort à remarquer que presque tous les cas qui se sont présentés à l'observation étaient des cas de hernies étranglées depuis un ou plusieurs jours. L'étranglement siège presque toujours au niveau de l'orifice abdominal commun aux deux sacs; rarement au niveau de l'orifice interne ; une seule fois il fut occasionné par l'orifice externe. La plus grande fréquence du siège de l'étranglement au niveau de l'orifice commun est due à la direction même du sac, qui est presque parallèle à la paroi abdominale, et à la coudure que subissent de ce fait les anses intestinales. Cette coudure se fait au niveau de l'orifice commun, tranchant, dur, fibreux. Aussi, dans un grand nombre de cas, il a suffi d'élargir cet anneau avec le doigt sans l'inciser pour réduire le contenu de la hernie. Le clinicien pensera toujours à la possibilité d'un étranglement au niveau de cet orifice, lorsque, après avoir sectionné l'orifice interne, il constatera la persistance des accidents de l'ileus.

La hernie propéritonéale siège de préférence à droite : sur 59 cas ralatés par Breiter, 33 fois la hernie siègeait à droite,

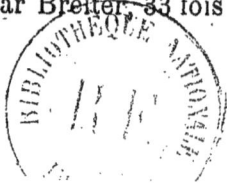

20 fois à gauche ; 6 observations manquent d'indications à ce sujet.

Nous n'insisterons pas beaucoup sur la variété cruro-propéritonéale ; elle est exceptionnelle. Krönlein n'en a trouvé qu'un seul cas, en 1876 : c'était une femme qui avait depuis longtemps une hernie crurale facilement réductible, mais laquelle s'était étranglée trente-six heures avant l'opération. Au cours de cette dernière, on trouva, entre le péritoine et la paroi, dans le tissu cellulaire du petit bassin, à côté de la vessie, une cavité séreuse communiquant, d'une part avec le péritoine par un orifice rond de un centimètre de diamètre, et, d'autre part, en avant et au-dessous de l'arcade de Fallope, avec le sac crural. Celui-ci était lui-même divisé en deux compartiments dont l'un était situé dans le voisinage de la grande lèvre, et l'autre à la partie supérieure de la cuisse. Depuis la publication de Krönlein, d'autres cas ont été relatés, qui établissent que, d'une façon générale, on peut dire que la hernie cruro-propéritonéale ne se différencie pas de la forme inguinale, du moins par la nature de ses éléments constitutifs.

II. — Hernie inguino-interstitielle

Comme dans la hernie propéritonéale, nous trouvons un sac à deux compartiments, dont l'un occupe le canal inguinal, et l'autre est logé dans l'épaisseur de la paroi, au-dessus de l'arcade crurale qui la limite rigoureusement en bas.

Le sac inguinal n'offre en lui-même rien de bien particulier et ressemble à un sac congénital ordinaire. Nous n'insisterons que sur la présence du testicule dans le canal inguinal, à côté de l'orifice inférieur. Le testicule n'est recouvert que de sa tunique albuginée. Il est presque toujours atrophié.

Le sac propéritonéal, développé aux dépens du canal vagino-péritonéal, est en contact immédiat avec les tissus voisins,
le muscle grand-oblique en avant, le petit-oblique en arrière.
Entre ces deux muscles existe, normalement, un tissu cellulaire lamelleux très lâche. En introduisant le doigt dans l'orifice inguinal externe, on peut facilement l'engager dans cet
espace intermusculaire. Dreyfus a fait cette expérience dans
l'amphithéâtre sur des sujets non affectés de hernie. Après
avoir sectionné le canal inguinal, il a pu insinuer sans peine
la main entre le grand et le petit-oblique jusqu'à l'ombilic.
L'orifice de communication des deux sacs est en général large,
facilement dilatable, et se trouve à la paroi supérieure du canal
inguinal.

Bien plus intéressante à connaître est la disposition de
l'anneau externe : on sait qu'à l'état normal il est constitué
par l'écartement des fibres d'insertion du grand-oblique. Or
ces fibres peuvent être rapprochées ; dans quelques cas même,
on a signalé l'existence de bandelettes fibreuses qui croisaient
la lumière du canal. Le professeur Tillaux a vu cet orifice complètement fermé ne donner passage qu'à un filet nerveux.
C'est cette athrésie qui arrête le testicule dans sa descente,
comme nous le verrons tout à l'heure en exposant la genèse
de la hernie inguino-interstitielle.

III

ÉTIOLOGIE

La hernie propéritonéale est une hernie congénitale : aussi apparaît-elle dans le jeune âge. Dans les 59 observations qui composent sa statistique, Breiter a trouvé que la moyenne de l'âge des malades était de trente-quatre ans, avec un minimum de dix-huit et un maximum de soixante-quatorze. Cet âge de trente-quatre ans représente celui des malades au moment de l'intervention, alors que les accidents de l'étranglement avaient déjà éclaté. — Ce qu'il importerait le plus de connaître, c'est l'âge de ces mêmes malades au moment où la hernie s'est affirmée. Dans 27 cas où Breiter a trouvé cette indication, la moyenne était de dix-neuf ans ; 14 fois le malade portait un bandage depuis le début ou depuis un temps plus ou moins rapproché. Ces données n'ont d'ailleurs qu'une importance relative, une poche propéritonéale pouvant persister un emps plus ou moins long avant l'apparition du sac inguinal. Cette hypothèse paraît d'autant plus vraisemblable que dans un grand nombre de cas la hernie se montre de bonne heure et quelquefois même chez le nouveau-né.

D'autres faits viennent encore confirmer l'origine congénitale de la hernie. Nous avons déjà noté la fréquence de l'ectopie testiculaire, la présence autour du testicule d'une seule tunique, la tunique albuginée et l'absence de la vaginale, enfin le siège même du testicule au milieu du sac herniaire.

La hernie inguino-propéritonéale et la hernie inguino-intertitielle se rencontrent presque exclusivement chez l'homme ; une seule observation se rapporte à une femme ; tandis que toutes les hernies cruro-propéritonéales concernent des femmes.

Cette constatation vient encore confirmer l'origine congénitale de toutes ces hernies ; mais la hernie propéritonéale n'est pas toujours due à la persistance du canal vagino-péritonéal ; il est des cas, peu nombreux, il est vrai, mais incontestables, de ces hernies franchement acquises. Krönlein en a recueilli un cas et Breiter neuf autres.

L'étranglement de la hernie est toujours provoqué par un effort violent. Tantôt c'est à la suite d'une course rapide et prolongée, d'un saut en hauteur ; tantôt c'est en soulevant un lourd fardeau que le malade éprouve dans la région de l'aine une douleur plus ou moins vive, etc.

IV

PATHOGÉNIE

I. — Hernie propéritonéale proprement dite

De nombreux auteurs se sont proposé d'expliquer le mode de formation de la hernie propéritonéale et presque tous ont méconnu son origine congénitale. Leurs théories ont été classées par Breiter en deux grands groupes :

a) Celles qui font dériver le sac propéritonéal du sac inguinal.

b) Celles qui admettent une origine première du sac propéritonéal.

Dans les premières, la hernie inguinale se forme suivant le mécanisme de la hernie ordinaire ; mais son collet se dégage de l'anneau inguinal interne et se porte en arrière. Une des parois de la portion du sac ainsi comprise entre l'orifice d'entrée et l'anneau interne se dilate et constitue la poche propéritonéale. Comme causes de la dilatation du sac, on a incriminé l'étroitesse du collet, qui rendrait difficile la réduction du contenu herniaire dans l'abdomen ; le port d'un bandage mal approprié : ce bandage, en obstruant l'orifice externe et en laissant ouvert l'anneau interne, permettrait l'issue des viscères hors de la cavité abdominale. A chaque effort, le sac herniaire subit une distension violente. Solidement bridé par le bandange et par la sangle musculaire, il se dilaterait au point le plus faible de son parcours, c'est à-dire entre le collet et l'orifice interne. Le testicule en ectopie inguinale, en obstruant ce canal, exercerait cette même action nuisible.

Le décollement du collet du sac et son refoulement se pro-duiraient au cours de manœuvres de taxis fréquentes et vio-lentes. On a même pensé que l'épiploon adhérant au sac pou-vait l'attirer et le dégager de l'anneau inguinal interne.

En somme, pour ces auteurs, il se ferait un refoulement lent et partiel du sac inguinal suivi d'une dilatation de la portion ainsi réduite.

Une autre opinion attribue la formation du sac propéri-tonéal à une réduction totale, en masse, d'une hernie ingui-nale préformée. De ce sac partirait un diverticule, lequel s'engagerait dans le canal inguinal ou crural, pour constituer le sac inguinal définitif. La réduction en masse serait pro-voquée par un taxis violent.

L'épithète de « mécaniques » conviendrait parfaitement à ces deux théories, lesquelles, ne tenant nul compte des rap-ports anatomiques de la lésion, font intervenir, pour expli-quer sa pathogénie, l'action des causes extérieures. Krönlein et Breiter en ont fait l'objet d'une critique sévère et ont montré que, dans la plupart des cas tout au moins, elles étaient en opposition absolue avec tout ce que nous apprend l'anatomie pathologique de ces hernies. Le mécanisme invo-qué pour expliquer le dégagement du collet du sac n'est pas très compréhensible : ce collet, peu adhérent à l'orifice interne, tendrait à être refoulé chaque fois qu'une pression agit sur la hernie inguinale. Il semble plutôt qu'une telle pression dût avoir pour résultat d'appliquer fortement les parois du sac contre celles du canal ; d'élargir le collet et de l'accoler aux bords de l'orifice interne. Le collet ne peut subir de déplacement que si le sac lui-même est mobile, s'il n'est pas adhérent aux tissus voisins ; et, dans ce cas, le taxis devrait produire, non plus un recul du sac, mais une réduction en masse de la hernie. En admettant ce refoulement possible, par quel mécanisme ce collet pourrait-il ainsi se maintenir dans sa nouvelle situation et résister à la pression abdominale ?

La réduction en masse d'un sac inguinal est possible, mais elle s'accompagne presque toujours d'un étranglement de son contenu. Certes, Linhard est allé un peu loin lorsqu'il a prétendu que toutes les hernies qui subissaient la réduction en masse s'étranglaient. Des hernies libres ont pu être réduites en masse sans s'étrangler, de même que, dans certains cas, on a noté la disparition des phénomènes d'étranglement après un taxis en masse d'une hernie incarcérée. Toutefois, ce mécanisme est exceptionnel et ne peut servir de base à une théorie générale.

D'autres chirurgiens ont pensé que le sac péritonéal naissait le premier, et qu'il envoyait ensuite un diverticule dans le canal inguinal ou crural, lequel, en se développant, devenait le sac inguinal.

Pour Baer, les deux sacs ont une origine distincte; en se développant, leurs parois viennent au contact. Plus tard, les deux cavités communiquent par perforation de cette paroi. Il relate l'histoire d'un homme qui avait, à côté d'une hernie inguinale gauche formée, une deuxième poche péritonéale. Ces deux cavités, bien qu'au contact, ne communiquaient pas encore. De son côté, Kauffmann cite le cas d'un malade qui avait une hernie et une hydrocèle du cordon sur le point de communiquer.

Ce ne sont là que des interprétations de deux cas tout à fait exceptionnels, qu'on ne saurait admettre dans la généralité des cas. Comme les précédentes d'ailleurs, elles n'expliquent ni la fréquence de l'ectopie testiculaire, ni sa présence au milieu du sac, ni les caractères qui ont permis de ranger cette forme parmi les hernies congénitales.

Dans ces derniers temps, Ramonède a émis une opinion qui rend très bien compte de l'état des lésions. La hernie propéritonéale se formerait aux dépens du canal vagino-péritonéal resté ouvert. Ce canal présente sur tout son parcours une série de renflements dont le plus volumineux, l'infundibulum péritonéal, s'étend de la valvule originelle jusqu'à l'anneau interne. C'est ce renflement qui, en se dilatant, deviendrait le sac propéritonéal. Pour expliquer cette dilatation, toute une série de causes occasionnelles peuvent être invoquées : des manœuvres de taxis trop fréquemment exercées par le malade lui-même ; le port d'un bandage mal approprié lequel, en refoulant le contenu du sac inguinal dans la poche propéritonéale, distend celle-ci et la dilate ; peut-être l'ectopie testiculaire inguinale peut-elle aussi être incriminée, mais ce n'est pas bien certain. Nous avons vu en effet que cet organe se trouve fréquemment hors du canal inguinal, à côté de l'orifice externe, quelquefois même un peu plus bas. D'ailleurs, toutes les explications qui ont été produites pour démontrer le mode de dilatation de l'infundibulum péritonéal sont entourées d'un certain vague et nécessitent de nouveaux éclaircissements. Le seul fait paraissant bien démontré, c'est le rôle joué par la persistance du canal vagino-péritonéal.-

II. — Hernie inguino-interstitielle

La hernie inguino-interstitielle ayant, elle aussi, une origine congénitale, c'est encore le canal vagino-péritonéal qui doit être mis en cause. Mais nous trouvons ici, pour expliquer la dilatation du sac, des dispositions particulièrement favorables. L'anneau inguinal externe, rétréci par les brides fibreuses de l'aponévrose du grand-oblique, retient le testicule dans le canal inguinal. Le testicule appuie alors comme un bouchon et l'obstrue complètement. Par le canal vagino-péritonéal persistant, l'intestin pénètre dans le canal inguinal. Arrivé à l'orifice externe, il est arrêté ; mais la pression abdominale fait pénétrer de nouvelles anses ; le canal inguinal se dilate en amont de ce point. En bas et en arrière, les aponévroses de ce canal résistent, mais en haut la poche a un point faible qui répond à l'interstice des muscles de la paroi. C'est à ce niveau que se fera la dilatation du sac par décollement des muscles grand et peti-otblique. Cette théorie explique d'une façon très claire la genèse de la hernie inguino-interstitielle. Paul a observé un cas qui vient encore la confirmer : une hernie interstitielle étranglée s'était développée dans l'épaisseur de la paroi parce qu'une première kélotomie avait fermé l'anneau inguinal externe.

L'étranglement, dans cette variété, n'est pas toujours dû, comme dans les autres formes, à la constriction de l'intestin par un anneau rétréci. L'orifice d'entrée du sac pariétal est large, mou et épais. Dans les deux cas observés par le professeur Tillaux, le volume de ce sac s'était accru insensiblement après le début des accidents par l'issue d'anses nouvelles. L'étranglement était dû par conséquent à la compression de l'intestin par les muscles de l'abdomen. Ce mode d'étranglement n'est peut-être pas unique, mais il est certainement le plus fréquent dans la forme inguino-interstitielle.

L'anatomie pathologique nous a permis de rapprocher la hernie propéritonéale de la hernie interstitielle. Toutes les deux siègent à la région inguinale ; toutes les deux ont un sac à double compartiment. L'étude de leur mode de développement montre qu'elles naissent toutes les deux aux dépens du canal vagino-péritonéal, mais que la dilatation du sac pariétal se fait dans des points différents de la paroi, sous l'influence de causes mécaniques également différentes. Nous allons voir quels signes permettent de les reconnaître, et s'il est possible d'en faire le diagnostic différentiel.

V

SYMPTOMATOLOGIE

Dans les deux variétés, il s'agit presque toujours d'hommes jeunes ayant depuis longtemps leur hernie, généralement à droite. Ces malades ont souvent essayé de porter un bandage, mais ils n'ont pu le conserver : ce bandage, en comprimant le testicule dans le canal inguinal, occasionnait de violentes douleurs. Lorsque tout d'un coup, à la suite d'un effort, le malade ressent dans la région de l'aine une douleur vive et les accidents de l'étranglement entrent en scène. Il est à remarquer que presque tous les malades dont l'histoire est relatée dans les observations, se sont présentés après l'étranglement de leur hernie.

Les symptômes généraux sont ceux d'un étranglement herniaire vulgaire. Toutefois, dans la hernie propéritonéale, ils sont moins bruyants, plus insidieux.

L'examen local permet de constater dans la région inguinale, suivant la direction du canal inguinal, une saillie oblongue, en forme de boudin, de grosseur moyenne. La peau n'offre presque jamais de changement de coloration. La moitié correspondante du scrotum est comme atrophiée. Au-dessus de l'arcade crurale, on voit parfois une voussure de la paroi d'autant plus marquée, que la tumeur propéritonéale est plus volumineuse et que le sujet est plus maigre. Le ballonnement du ventre peut masquer la tumeur. Cette voussure se voit beaucoup plus fréquemment dans la hernie inguino-interstitielle, que dans la hernie de Krönlein; ce qui tient au siège plus superficiel de la tumeur.

La palpation fait découvrir le long du canal inguinal une tumeur de petit volume plus ou moins dure, suivant qu'elle contient de l'épiploon ou de l'intestin, tantôt douloureuse, tantôt indolore. Dans la hernie de Krönlein, ce sac inguinal n'augmente pas de volume par les efforts de la toux. La poussée abdominale n'arrive pas jusqu'à lui. Elle se brise contre le sac propéritonéal. Dans la variété interstitielle, le même phénomène ne peut être constaté, puisque tous les obstacles sont en dehors du sac inguinal.

Le testicule n'occupe plus sa place habituelle. C'est là une règle générale pour la hernie inguino-propéritonéale et une condition *sine quâ non* pour la hernie inguino-interstitielle, puisque cette hernie joue un rôle principal dans son développement.

L'anneau inguinal externe est large dans la première variété, étroit dans la deuxième. La tumeur propéritonéale est douloureuse au palper et d'autant plus accessible à la main qui l'explore, qu'elle est plus superficielle. Dans la forme propéritonéale, elle n'est pas toujours palpable, parce que, siégeant en arrière du *fascia transversalis,* elle est recouverte par les muscles de l'abdomen et souvent même par une couche épaisse de tissu adipeux.

Dans la hernie de Krönlein elle est globuleuse et s'échappe en arrière lorsqu'on cherche à la saisir.

Dans la forme interstitielle, elle est aplatie, immobile, et ses contours peuvent être facilement délimités. Dans les deux variétés, la tumeur donne un son tympanique à la percussion.

Dans la forme propéritonéale, le taxis est généralement

couronné d'un succès complet. La tumeur inguinale disparaît très vite, mais l'étranglement n'en persiste pas moins.

Tant que la main comprime le canal inguinal, la tumeur ne se reforme pas ; dès qu'on la retire, la hernie reparaît. Pendant qu'on pratique le taxis, on peut observer un phénomène particulier à ces deux variétés. Lorsque la tumeur inguinale diminue de volume, la tumeur propéritonéale grossit. Inversement, en exerçant une pression sur cette dernière, le sac inguinal augmente de volume.

Ces trois derniers signes appartiennent en propre à la hernie propéritonéale et à la hernie inguino-interstitielle. Ce sont eux qui rendent possible le diagnostic différentiel entre ces deux variétés d'une part et la variété inguinale commune de l'autre.

Le taxis exercé sur la tumeur inguinale n'a pas d'autre effet que de chasser son contenu dans le sac propéritonéal.

On comprendra facilement que ce taxis est rendu d'autant plus facile, que l'orifice de communication est plus large. En faisant l'anatomie pathologique de ces lésions, nous avons insisté sur la largeur de l'anneau inguinal interne dans la hernie propéritonéale proprement dite et sur celle de l'orifice d'entrée du sac pariétal dans la hernie interstitielle, et nous avons ajouté que ces orifices étaient rarement cause de l'étranglement.

Toutefois, le taxis ne réussit pas toujours ; lorsque les deux sacs sont distendus par leur contenu, la réduction est impossible et les phénomènes précédents ne s'observent plus. C'est su tout dans la variété propéritonéale que l'on peut observer cette irréductibilité. Ce symptôme doit faire penser que le contenu est pris ou bien fixé derrière l'anneau inguinal interne. Et si le doigt introduit dans le canal inguinal sent à côté de la paroi abdominale une anse intestinale distendue et immobile, le diagnostic de cette variété de hernie devient certain.

Breiter a noté, à propos de la hernie propéritonéale, un signe inconstant qui devrait exister dans la forme inguino-interstitielle, mais qui n'a jamais été signalé : c'est l'apparition intermittente, dans la région de l'aine, de douleurs très vives.

Ces douleurs sont dues à la compression du cordon par le contenu herniaire et aux phénomènes inflammatoires qui résultent de cette compression.

Le diagnostic de la forme propéritonéale peut encore être établi au cours d'une intervention pour hernie inguinale étranglée. Si, au moment où on essaie de dilater l'anneau interne, on voit une masse de sérum sanguinolent, fétide, sourdre de la profondeur du canal inguinal, on peut affirmer l'existence d'une poche rétro-pariétale.

Ce signe est pathognomonique. Il a été observé trois fois au cours d'interventions chirurgicales.

VI

DIAGNOSTIC

Le diagnostic de la hernie propéritonéale (inguinale ou interstitielle) doit être fait de bonne heure pour pouvoir établir un traitement, lequel, pour être utile, doit être précoce. Ce n'est pas toujours chose facile. Lorsque Krönlein publia son travail, il espérait que d'une connaissance plus approfondie de cette lésion résulteraient une facilité plus grande à la diagnostiquer et une diminution de la mortalité. Il posa des critériums qui ont une valeur incontestable, mais qu'on ne retrouve pas réalisés dans toutes les observations. Cependant, ses efforts ne furent point stériles. Sur les 28 qu'il a pu rassembler, une seule fois le diagnostic avait été posé avant l'intervention. Dix ans après sa publication, Breiter présente sa statistique, et, sur 35 cas, 16 fois le diagnostic avait été fait. Il est beaucoup plus aisé de reconnaître une hernie inguino-interstitielle qu'une hernie de Krönlein. La tumeur occupant une région plus superficielle se prête mieux aux méthodes d'exploration.

L'existence au-dessus de l'arcade crurale d'une tumeur présentant avec le sac inguinal les rapports que nous avons signalés isole nettement la hernie propéritonéale de toutes les autres formes de hernies congénitales. La persistance et l'aggravation des signes de l'étranglement, après la section de l'orifice interne, doivent amener à penser à l'existence d'une deuxième poche propéritonéale ou interstitielle.

Est-il possible de faire un diagnostic différentiel entre ces deux formes? Dans la variété interstitielle, la tumeur est plus superficielle, plus facilement limitable ; elle n'est pas toujours perceptible dans la hernie de Krönlein.

La tumeur n'a pas la même direction dans les deux variétés. Dans la première, elle est oblique, soit en haut et en dehors vers l'épine iliaque antérieure et supérieure, soit en bas et en dedans de la vessie. Dans la deuxième, elle se dirige verticalement en haut vers l'ombilic, et son bord interne ne dépasse jamais le bord externe du muscle grand-droit, arrêté qu'il est par l'entre-croisement des aponévroses d'insertion des muscles obliques. Toute tumeur cintrant en avant, ce muscle appartiendra à la première forme.

Au moment où se produit l'étranglement, le sac propéritonéal augmente de volume dans la hernie interstitielle ; très souvent le sac intra-pariétal ne s'accroît pas, l'étranglement étant dû, dans le premier cas, à la pénétration de nouvelles anses intestinales dans un sac extensible ; dans le second cas, à la compression de l'intestin par les muscles qui l'enveloppent.

Dans la hernie propéritonéale proprement dite, l'orifice externe du canal inguinal est large, aussi le sac inguinal descend parfois dans le scrotum. Dans la variété interstitielle, cet orifice est toujours très étroit et retient le sac dans le canal inguinal. Ce caractère, le plus important de tous, permet à lui seul de différencier ces deux hernies.

Le testicule siège toujours dans le canal inguinal dans la variété interstitielle. On le trouve assez fréquemment à la partie supérieure du scrotum, à côté de l'orifice externe dans la forme propéritonéale.

Grâce à ces signes, le diagnostic différentiel entre ces

deux hernies sera souvent possible, mais pas toujours. Il est temps de parler d'une autre forme de hernie, également intersticielle, siégeant non plus entre le grand et le petit-oblique, mais en avant du fascia transversalis, en arrière du muscle transverse. Cette forme, intermédiaire aux deux autres par son siège, leur emprunte ses caractères. Comme la hernie propéritonéale, elle a un sac profondément caché derrière la paroi musculaire, à peine accessible au palper. Comme dans la hernie interstitielle l'orifice inférieur du canal inguinal y est étroit, le testicule en ectopie inguinale. Son mode d'information n'est autre que celui de la hernie interstitielle ; mais le sac propéritonéal a trouvé un chemin plus facile en arrière des muscles que dans leur interstice. Son diagnostic soulève les mêmes difficultés que celui de la hernie propéritonéale et il n'est pas possible de les différencier, ce qui n'a d'ailleurs qu'une importance théorique, car toutes les trois donnent lieu aux mêmes interprétations thérapeutiques.

VII

THÉRAPEUTIQUE

Le chirurgien est rarement appelé à intervenir pour les hernies propéritonéales libres. Toutes les observations de Krönlein et de Breiter, sauf une, ont trait à des hernies étranglées. Faut-il opérer la première ou bien se contenter d'appliquer un bandage? Le port d'un bandage est douloureux, peu utile, nuisible même. Il est douloureux en comprimant le testicule logé dans le canal inguinal. Dans la hernie propéritonéale proprement dite, un bandage ne peut que comprimer l'orifice interne; il laisse en arrière de lui une vaste poche très extensible, pouvant devenir le siège de l'étranglement. Lorsque l'orifice interne est ouvert, l'intestin peut s'engager dans le canal inguinal, ce qui diminue d'autant la tension à l'intérieur du sac propéritonéal. En obstruant l'orifice interne, le bandage ne fait qu'augmenter cette tension et favoriser la production de l'étranglement. Dans la hernie interstitielle, la présence du testicule dans le canal ne permet pas le port d'un bandage.

Aussi la hernie propéritonéale libre doit-elle être opérée toutes les fois que le malade accepte l'intervention sanglante. Faute de quoi celui-ci restera constammement sous la menace d'un étranglement, lequel peut devenir rapidement mortel.

En présence d'une hernie étranglée doit-on compter sur le taxis? Pour la variété de Krönlein, la question ne se pose même pas ; il n'est pas possible de réduire le contenu d'une poche placée en arrière de la paroi abdominale, et comme c'est l'orifice d'entrée du sac propéritonéal qui joue le rôle d'anneau constricteur, la réduction ne peut avoir sur lui aucune influence. Ce procédé n'est pas plus recommandable dans la forme interstitielle. Pour réduire le contenu d'un sac herniaire, il faut agir d'abord sur la partie qui s'est engagée la dernière et de proche en proche sur les autres parties. Sinon toute pression n'aura pour effet que d'aplatir les anses intestinales les unes contre les autres et d'en faire un amas trop volumineux pour franchir l'orifice d'entrée. Une autre difficulté surgit lorsqu'on veut agir sur la poche interstitielle : c'est l'interposition d'une paroi musculaire épaisse entre elle et les mains de l'opérateur. Enfin, pour être efficace, la pression doit être faite de haut en bas et d'avant en arrière. Une telle pression, au lieu de dégager l'intestin, ne fait qu'appliquer davantage, l'une contre l'autre, les deux parois antérieure et postérieure du sac, et augmenter ainsi la con-striction. Le professeur Tillaux a insisté sur la difficulté qu'éprouvaient les chirurgiens à réduire les intestins même lorsque le sac était ouvert.

Le taxis doit être rejeté dans toutes les formes de la hernie propéritonéale, il faut recourir rapidement à la kélotomie.

La herniotomie ne permettant pas de mettre à nu les deux sacs, il faut pratiquer la hernio-laparotomie. On incise les plans cutanés et musculaires par-dessus la tumeur et suivant son axe longitudinal. Le sac mis à nu est libéré de ses adhérences, puis ouvert. On va à la recherche de l'anneau constricteur, on l'élargit, si possible, ou bien on le débride. Les anses intestinales sont attirées au dehors, le sillon d'étran-lement soigneusement examiné ainsi que toutes les anses étranglées. En humectant ces dernières d'eau salée bouillie chaude, on peut voir si la circulation se rétablit dans la paroi.

Si l'intestin paraît sain, s'il n'a pas l'aspect feuille morte, on le réduit dans l'abdomen. Dans le cas contraire on enlève les portions sphacélées et on fait une entérorraphie.

Le sac propéritonéal ainsi vidé est alors isolé, lié au niveau de son collet, et excisé. Dans aucune des observations que nous avons pu recueillir, les chirurgiens ne se sont occupés de la loge de ce sac. Il y a là évidemment une lacune à combler. Car si on laisse cette loge ouverte, on laisse le champ libre à une nouvelle hernie interstitielle, qui pourra de nouveau se développer, si les mêmes causes que précédemment agissent. Il faut, pour empêcher toute récidive, comprimer les divers plans de la paroi, rendre leur discission impossible. M. le professeur Tédenat indique dans son observation un excellent procédé. On place deux fils en Ω u renversés, transversaux et en sens inverse, embrassant dans leurs boucles l'aponévrose du grand-oblique, les muscles grand, petit-oblique transverse, le fascia transversalis et le péritoine ; les fils sont liés sur l'aponévrose du grand-oblique. Le trajet inguinal est reconstitué suivant le procédé de Bassini. La guérison obtenue, les malades doivent porter pendant un certain temps le bandage.

Une difficulté, rare il est vrai, peut surgir pendant l'opération. Les signes de l'étranglement persistent malgré l'élargissement de l'anneau interne et on ne trouve de tumeur ni dans l'épaisseur de la paroi abdominale, ni en arrière d'elle. Il faut songer dans ce cas à la possibilité d'une poche souspéritonéale plongeant dans le petit bassin.

Encore une fois, ce qu'il ne faut pas perdre de vue, c'est la nécessité qu'il y a à poser un diagnostic ferme et précoce, à intervenir tôt et vite. L'opération doit être également complète. Il faut aller jusqu'au siège de l'étranglement qu'elle que soit sa profondeur pour pouvoir libérer l'intestin.

VIII

PRONOSTIC

Depuis 1876, le pronostic de la hernie propéritonéale s'est bien amélioré. A cette époque, Krönlein, sur les vingt-quatre cas qu'il avait réunis, trouva une mortalité de 100 pour 100. Mais les travaux se sont multipliés, les chirurgiens se sont familiarisés avec ces variétés moins rares depuis qu'elles sont mieux connues et le nombre des succès est allé en grandissant. Breiter a dressé un tableau de la mortalité pendant la période de 1883 à 1893. Il est tellement probant, que nous n'hésitons pas à le reproduire ici :

En 1876 0 cas de guérison $=$ 0 0/0 24 cas de mort $=$ 100 0/0
En 1883 8 — $=$ 58 0/0 5 — $=$ 42 0/0
En 1884 8 — $=$ 54 0/0 7 — $=$ 46 0/0
En 1885 8 — $=$ 50 0/0 8 — $=$ 50 0/0
En 1886 10 — $=$ 56 0/0 8 — $=$ 44 9/0
En 1888 16 — $=$ 64 0/0 9 — $=$ 36 0/0
En 1891 22 — $=$ 69 0/0 10 — $=$ 31 0/0
En 1893 23 — $=$ 66 0/0 12 — $=$ 34 0/0

Bien qu'ayant subi une diminution notable, la proportion des décès reste encore très élevée.

Peut-être le serait-elle davantage si tous les cas observés avaient été publiés. Fort heureusement, cette statistique ne comprend que les cas de hernies propéritonéales proprement dites étranglées. La hernie interstitielle, plus facile à découvrir est certainement moins dangereuse, mais aucune statistique pouvant venir à l'appui de cette affirmation n'a été encore établie. Grâce aux patientes recherches des auteurs, les hernies propéritonéales ont, dans l'espace de trente ans, pris une place honorable dans la pathologie. Mais il est à regretter que les traités récents ne la leur aient pas attribuée encore plus importante, car, mieux connues, elles eussent été plus souvent devinées et probablement guéries.

CONCLUSIONS

Nous nous sommes efforcé de marquer, dans cette rapide étude de la hernie propéritonéale et de la hernie interstitielle, à la fois ce qui les sépare et ce qui les rapproche. Il est indéniable, en effet, et la chose à notre avis n'avait pas été constatée avec assez de précision, qu'elles ont chacune des caractères propres qui ne permettent pas de les confondre, qui exigent qu'on les décrive séparément. Il n'en reste pas moins vrai qu'elles ont des caractères communs, que nous avons indiqués chemin faisant, mais qu'il n'est pas hors de propos de résumer ici.

I. — La hernie propéritonéale et la hernie interstitielle sont toutes deux constituées par un sac à double compartiment dont l'un occupe le canal inguinal, et l'autre un point plus ou moins superficiel de la paroi abdominale.

II. — Toutes deux se développent aux dépens du canal vagino-péritonéal, et plus particulièrement de l'infundibulum péritonéal, quoique sous l'influence d'actions mécaniques différentes.

III. — Toutes les deux se présentent sous la forme de tumeurs, tumeur inguinale et tumeur pariétale, ayant entre elles des rapports que nous avons décrits.

Tels sont ces caractères communs, et c'est eux surtout que nous voulons retenir en terminant, puisque, d'une part, dans la pratique, ce sont ces caractères qui apparaissent dès l'abord et qui dominent vigoureusement au point de masquer les autres ; et que, d'autre part, au point de vue thérapeutique, ce sont eux seuls qui importent, puisque seuls ils donnent des indications certaines, et que seuls ils permettent d'instituer un traitement rationnel.

.OBSERVATIONS

Observation I

(KRÖNLEIN, 1876. — RÉSUMÉE)

M., cinquante-quatre ans, tapissier, entre à la clinique, le 14 février 1875, pour une hernie droite étranglée. Cette hernie serait née, au dire du patient, vingt-sept ans auparavant. Elle était retenue par un bandage, mais le bandage était mal supporté. Le malade réduisait fréquemment sa hernie lui-même. Le testicule adhérait à la hernie. Le 15 février, à midi, la hernie sortit sous le bandage à la suite d'un saut en profondeur et ne put plus être réduite. Le taxis, pratiqué à plusieurs reprises par un médecin, sans anesthésie, resta sans résultat et le malade entra à la clinique, le 14 février.

A son entrée, on constatait à la région inguinale gauche, descendant vers le scrotum, une tumeur oblongue ronde, de moyenne grosseur. La tumeur visible était elle-même peu douloureuse. On sentait le testicule au-dessous d'elle. Le ventre, modérément tendu, n'était pas douloureux. On pratiqua le taxis sous anesthésie. Dès le premier essai, la tumeur s'échappa sous les doigts et rentra dans la cavité abdominale. Le testicule se trouvait alors au-devant de l'anneau inguinal externe ; le canal inguinal était facilement perméable. Déjà, deux heures après la réduction de la hernie, les vomissements recommencèrent. La nuit du 14 au 15 fut très agitée à cause des vomissements et des coliques ; plus de selles depuis le jour de l'étranglement ; le matin du 15, le ventre était fortement ballonné, très douloureux surtout au-dessus du ligament de Pouparl droit. Par le palper, on sentait, dans cette région, une résistance augmentée encore par la forte couche graisseuse de la paroi. La hernie était restée complètement réduite ; on pensa que la persistance et l'aggravation des symptômes de l'étranglement devaient être rapportées à un taxis en masse ou à un étranglement profond et que, dans l'un et l'autre cas, il fallait aller rechercher l'anneau constricteur dans la région iliaque.

Langenbeck n'hésita pas à décider la laparotomie. L'incision fut conduite par-dessus l'anneau inguinal externe et prolongée vers le scrotum. Il libéra et ouvrit le sac herniaire qui n'atteignait pas tout à fait le fond du scrotum. Le sac ne renfermait qu'un peu du liquide herniaire clair, indolore. Le testicule était situé à son côté. Le doigt, facilement introduit dans le canal inguinal, heurtait, au niveau de l'orifice interne, une membrane transversalement tendue, lisse, élastique, qui semblait être le sommet arrondi d'une anse intestinale. Le canal inguinal fut incisé vers le haut. En introduisant le doigt dans l'anneau interne, Langenbeck sentit, en dehors de lui, un anneau dur qui semblait avoir provoqué l'étranglement ; il le débrida et aussitôt il s'écoula une quantité considérable d'un sérum fétide rougeâtre qui inonda tout le champ opératoire. La paroi abdominale fut incisée vers le haut, et, après la section du feuillet le plus profond, qu'il prit pour le péritoine pariétal, il tomba non pas dans la cavité abdominale, mais sur une poche que remplissait une anse intestinale longue de vingt centimètres, complètement gangrenée. Cette anse fut enlevée et les vaisseaux du mésentère soigneusement liés au catgut. L'intestin fut suturé suivant la méthode de Lambert. La plaie fut drainée et suturée.

Le 16 février, le malade mourut au milieu d'une crise de *delirium tremens*.

AUTOPSIE. — Elle permit de constater les faits indiqués plus haut. La poche, placée en arrière de l'anneau inguinal interne se trouvait entre le fascia transversalis atrophié et le péritoine. Cette poche avait la grosseur du poing; sa surface extérieure adhérait au péritoine pariétal; l'anse intestinale elle-même était facilement mobilisable et se laissait refouler sans peine dans la cavité abdominale, à travers le collet du sac herniaire commun.

Ainsi, par la herniotomie, le sac inguinal seul avait pu être découvert; la cavité abdominale était restée fermée. La laparotomie avait permis de découvrir le sac propéritonéal et de lever l'étranglement.

L'anneau qu'on avait senti pendant l'opération, en dehors de l'orifice inguinal interne, n'était autre que l'orifice de communication entre les deux sacs herniaires.

Observation II

(WEISS. — WIEMAR. *Med. Presse*, 1870)

Homme, vingt et un ans, avec pointe de hernie à droite. Le testicule était descendu très tard et était toujours resté à côté de l'orifice externe. Depuis quatre ans existe, dans le côté droit, une tumeur de moyenne grosseur qui n'a jamais été douloureuse. Le malade n'a jamais porté de bandage. Etranglement. L'examen révèle l'existence d'une deuxième tumeur de la grosseur du poing, descendant dans le scrotum.

Incision allant du milieu du ligament de Poupart au milieu du scrotum. Dans le sac herniaire se trouve une anse intestinale de 15 centimètres de longueur, recouverte d'exsudat.

L'anneau profond est élargi, mais la réduction ne réussit pas, bien qu'on ne sente dans l'abdomen aucun obstacle. On réussit enfin à pousser l'intestin, mais il reste immobile à la porte de la hernie. Tout d'abord le malade ressentit un léger soulagement, mais les signes de l'étranglement s'accentuèrent et la mort survint trois jours après l'opération.

AUTOPSIE. — Péritonite généralisée.

Du côté droit, près de l'orifice profond, fait saillie une tumeur de la grosseur d'une orange, de laquelle on tire devant le cœcum, deux pouces et demi de péritoine replié.

Cette tumeur, communique avec la cavité abdominale par un orifice de un certimètre et demi de diamètre, à bords amincis et solides. Dans cet orifice s'engage une anse de l'iléon qui y est incarcérée; la plus grosse proéminence de la tumeur répond assez exactement au milieu du ligament de Poupart. Cette poche est intimement unie au péritoine et se trouve placée entre le péritoine pariétal et le fascia transversalis.

Observation III

(Professeur TÉDENAT)

Hernie propéritonéale étranglée. — Réduction partielle par le taxis. Kélotomie. — Guérison.

Jean P..., vingt-quatre ans, porte depuis son enfance une hernie inguinale gauche. Un bandage ne maintient pas la hernie réduite complètement. Elle est le siège de vagues douleurs de temps en temps.

Le 1er mai 1898, J. P... arrive à Celleneuve, près de Montpellier, en voyage de noces. Il pose son bandage avant de se mettre au lit, et, vers la fin d'un coït, il éprouve une violente douleur

qui de la hernie s'irradie dans tout le ventre. Le docteur La-
chapelle, appelé une heure après, constate une tuméfaction
mal délimitée, profonde dans la région du trajet inguinal, sans
tumeur scrotale. Il fait un taxis léger qui diminue, mais peu,
le volume de la tumeur (minuit). Le lendemain matin, il envoie
le malade dans le service de M. Tédenat, où il arrive à neuf
heures du matin, c'est-à-dire onze heures après le début des
accidents d'étranglement.

Le facies est anxieux, le pouls rapide et faible, il y a eu
quelques nausées depuis quatre heures du matin et deux vomissements à l'arrivée du malade.

Le ventre est tendu et il existe une vague tuméfaction dans
la région inguino-abdominale, où la pression est douloureuse.

M. Tédenat pratique l'opération suivante, 2 mai 1898, douze
heures après le début des accidents : Incision de la cure
radicale, longeant la tumeur à l'union du quart interne avec
les trois quarts externes. Il fait décoller les muscles petit-
oblique et transverse pour arriver sur le sac qui a le volume
des deux mains appliquées l'une contre l'autre en flexion
légère. Le sac est ouvert et le doigt arrive à son collet au
niveau de l'orifice supérieur du trajet inguinal mis à nu. Il
cont ent une anse noirâtre d'intestin grêle, longue de trente
centimètres. Le collet du sac est incisé sur le doigt de dehors
en dedans et l'anse attirée au dehors. Sillon d'étranglement
net, mais sans ulcération ; l'anse sous un jet d'eau salée chaude
se décongestionne rapidement. Elle est réduite sans difficultés. Alors le sac est décollé, ce qui demande un certain temps,
car il adhère fortement par endroits ; le cordon est en bas et
en dedans, et n'adhère quelque peu au sac qu'au niveau de
l'orifice profond. Transfixion avec un catgut au-dessus du
collet et ligature double. Excision du sac. Pour oblitérer la
loge du sac, deux catguts sont passés en U transversaux,
comprenant successivement : aponévrose du grand-oblique,

muscles petit-oblique et transverse, péritoine, ces mêmes plans en sens inverse, et liés sur l'aponévrose du grand-oblique. Réfection du trajet inguinal comme dans l'opération de Bassini.

Le malade resta apyrétique pendant cinq jours, il alla à la selle spontanément le troisième jour. Le sixième jour la température atteignit 38°3 le soir. Le pansement fut enlevé, un peu de pus par le catgut inférieur en U, venant de la loge du sac. Incision et drain. La suppuration cessa le sixième jour, et le malade quitta l'hôpital le 25 mai, guéri, avec une bonne paroi.

En août 1900, M. Tédenat a revu l'opéré. Résultat excellent au point de vue de la cure de sa hernie.

Observation IV

(Professeur Tédenat)

Hernie inguinale gauche étranglée. — Petit sac scrotal contenant une partie du cordon et une anse d'intestin grêle. — Grand sac propéritonéal contenant le testicule et 50 centimètres d'intestin grêle. — Kélotomie. — Cure radicale. — Guérison.

Michel Fay..., trente-huit ans, né à Saint-M..., canton de Valgorgue (Ardèche), domestique. Entré salle Bouisson, n° 11, le 27 novembre, sorti le 30 décembre 1894.

Rien à noter dans les antécédents familiaux. — A vingt-deux ans, fièvre typhoïde. En juin 1889, dans un effort violent pour démonter une porte, le malade éprouve une vive douleur dans l'aine gauche et est obligé de garder le repos pendant quelques jours. Un médecin constate une hernie et conseille un bandage qui est régulièrement porté, bien qu'il gêne et provoque parfois de vives douleurs dans la région inguino-abdominale. Il semble que la hernie n'était pas complètement réductible.

Le 27. — Depuis deux jours, douleurs dans la hernie plus grosse, nausées, ni gaz, ni matières par l'anse. Hier matin, un médecin a fait un long taxis, mais n'a pas obtenu la réduction complète et les accidents continuent peu intenses.

Le 28. — Vomissements à deux reprises le matin à cinq heures, douleurs plus vives ; à huit heures et demie, facies un peu grippé, pouls à 110, ventre ballonné. Sur les bourses, quelques points ecchymotiques dus au taxis. On sent une hernie scrotale peu volumineuse, tendue, dans laquelle on ne trouve pas le testicule. Elle est surmontée d'une saillie mal limitée, remontant à six travers de doigt au-dessus de l'arcade crurale, de consistance ferme et qui est sonore à la percussion. M. Tédenat prévoit une hernie intra-pariétale, sans pourtant l'affirmer. La situation du malade impose une intervention immédiate.

Après asepsie de la région et anesthésie à l'éther, incision verticale sur le milieu de la hernie scrotale, points ecchymotiques dans le tissu cellulaire. Le sac est ouvert, il contient une anse d'intestin grêle et le cordon qui descend en anse à deux ou trois centimètres au-dessous de l'orifice inférieur du canal inguinal ; le doigt, introduit dans le sac divisé le plus haut possible, arrive dans un diverticulum intra-pariétal rempli par l'intestin. L'incision est prolongée et on arrive sur l'orifice interne du trajet inguinal ; on voit un peu, à sa gauche et en avant, un orifice large, comprimant pourtant l'intestin qui pénètre dans le sac intra pariétal ; à la partie inférieure de ce sac, le testicule adhère, un peu atrophié, mais sans induration notable.

L'intestin est dégagé du sac intra-pariétal qui est situé en arrière des muscles petit-oblique et tranverse, décollés et relevés en haut et en dehors. L'anse a une longueur d'environ

50 centimètres. Les deux diverticules du sac sont décollés, l'orifice interne est débridé et l'intestin est réduit, son sillon d'étranglement est peu profond Le sac est décollé en dedans, l'artère épigastrique apparaît. Il est lié au-dessus de s,n collet par une double anse de catgut en transfixion. Le testicule est décollé sans grande difficulté, et la longueur du cordon rend facile la fixation au fond du scrotum peu profond. Quatre points de catgut capitonnent les muscles petit-oblique et transverse du péritoine pariétal, et effacent la place occupée par le diverticule intra-pariétal du sac. Le trajet inguinal est suturé comme dans l'opération de Bassini.

Le malade guérit avec un petit abcès qui, du 3 au 15 décembre, exigea des pansements tous les deux jours. Il quitta l'hôpital le 30 décembre avec une paroi de solidité satisfaisante. Le testicule restait fixé assez bas pour ne pas être comprimé, conservant ses petites dimensions et un peu mou.

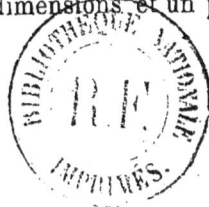

INDEX BIBLIOGRAPHIQUE

MURRAY. — 1788.

GOŸRAND (d'Aix). — Mém. de l'Acad. de méd., 1836, p. 384.

PARISE. — Mém. de la Soc. de chir., 1851, t. II, p. 399.

TILLAUX. — Bull. de Thérap., mars 1871.

BÄR. — Prager Viertelj. f. die prakt. Heilk, 1866, t. IV, p. 98.

DESPRÉS. — Gaz des Hôp., 12 avril, p. 331.

DREYFUS. — Thèse de Paris, 1876.

STREUBEL. — Scheinreduct, 1866.

DUPUY. — Thèse de Paris, 1877.

LOCKWOOD. — Loco citato, p. 45, Obs. II.

KRÖNLEIN. — Arch. f. Klin. chir., 1876, vol. XIX, p. 498.

WOLBERG. — Berl. Klin. Woch., 17 nov. 1879.

VALERANI. — Arch. di méd. e chir. Milano, 1879, pp. 408-412.

KRÖNLEIN. — Arch. f. Klin. chir., 1880, pp. 548-579.

SHRADY. — Tr. méd. Soc. N. Y. Syracuse, 1881, pp. 240-244.

ROSSANDER. — Hygiea Stockholm, 1881, XLiii 1-15.

BUCHS. — Berl. Klin. Woch., 28 nov. 1881.

TRENDELENBURG. — Berl. Klin. Woch., 1881, n° 24, p. 347.

BOLLING. — Eira Göteborg, 1882, p. 435.

FAUCON. — Soc. méd. de Lille, 1882, pp. 611-629.

— Bull. Acad. Roy. de méd. de Belg., Biox, 1882, pp. 675-696.

OBERST. — Centralbl. f. Chir. Leipz., 1883, pp. 65-68.

SCHMIDT. — Deutsche Zeitschr. f. Chir. Leipz., 1884, p. 416.

GOLDING-BIRD. — Trav. clin. Soc. Lond., 1884, pp. 210-213.

VON MOSETIG MOORHOF. — Mém. méd. Wchschr, 1885, pp. 257-260.

WIESMANN. — Cor. Bl. f. Zwei Aerzte Bäsel, 1885, pp. 409-414.

BARON. — Pest Med. Chir. Presse, Budapest, 1885, p. 883.

SCHMIDT. — Arch. f. Klin. Chir. Berl., 1885, pp. 898-922.

4

SCHMIDT. — Gesselsch. f. Chir., 1885, pp. 188-218.

HÜRLIMANN. — Corresp. Bl. f. Zwei Aerzte, 15 déc. 1885.

MUGNAÏ. — Arch. ed atti d. Soc. ital. di Chir. Rosna, 1886, pp. 188-250

CAMBRIA. — Wiener med. Wchschr, 1886, p. 1088.

TRZEBICKY. — Wiener med. Wchschr, 1886, pp. 1600-1603.

DULLES. — Méd. News. Phila, 1887, pp. 92-97.

HARTLEY. — N.-York, M. J., 1887, pp. 455-457.

SONNENBURG. — Berl. Klin. Wchnschr, 1887, p. 365.

SAWICKI. — Kron. leck. Warszawa, 1887, pp. 175-233.

WEGE. — Halle, 1887, C. A. Kaemmer & Co., p. 48.

RUMPEL. — Marburg, 1887, G. Schirling, p. 25.

   — 1888, N. G. Elwert, p. 25.

TORREY. — Ann. Surg. St-Louis, 1888, pp. 161-170.

GILCHRIST. — Med. Advance Chicago, 1888, pp. 334-336.

BURCI. — Spermente, Forenze, 1888, pp. 188-207.

BRITZ. — St-Pétersb., Méd. Wchnschr, 1888, pp. 325-328.

OBOLENSKI. — Vrach. St-Pétersb, 1888, IX, pp. 1006-1027.

BRÜNNER. — Beit. zur. Klin. Chir., 1889, vol. IV, p. I.

H. BENNETT. — *Loco citato.* p. 20, obs. IV.

DULLES. — J. Am. M. Ass. Chicago, 1899, Xiii, 557.

RONCHEWSKI. — Méd. Pribar, K. Morsk.Sbornicku,Saint-Pétersbourg, 1889.

LEJEUNE. — Arch. méd. belges, Bruxelles, 1870, pp. 380-384-3 s, XXXiii.

SCHMIDT. — Arch. für Klin. Chir. Berl., 1891, pp.292-304.

   — Centralbl. für Chir. Leipz. 1891, p. 857.

HÖLDER. — Beitr. z. Klin. Chir. Tübing, 1890, 1891, pp. 257-292.

KAUFMANN. — Centralbl. f. Chir. 1892, pp. 769-773.

BRAUN. — Centralbl. f. Chir., 1892, n° 1.

SCHMIDT Centralbl. f. Chir., 1892, p. 129.

POULSEN. — Hosp. Tid. Kjobenh, 1892, pp. 197-201.

MARTEL. — Arch. prov. de Chir., 1893, t. II, p. 48.

IGNAZ LINZ. — Centralbl. f. Chir., 1892, n° 4. p. 42.

BRENNER. — Centralbl. f. Chir., 1892, n° 2, p. 246.

REMEDI. — Atti della R. Acad. dei Fisiocritici, ser. IV, t. III.

VILLARD. — Arch. prov. de Chir. Par., 1893, pp. 510-515.

KOUWER. — Nederl. Tydschr. v. Genesk. Amst., 1892, pp. 329-335.

K. WALTHER. — Bot kins Krankenhauszeitung, 1894, n° 28.

N. OSTERMAYER. — Wien. Med. Woch., 1894, n° 25.

FESTA. — Gior. med. d. r. esercito etc., Roma, 1895, p. 15.

MURRAY. — Ann. Surg. Phila., 1895, pp. 594-597.

W. BREITER. — Beitr. zür Klin. Chir., 1895, t. XIII, p. 659.

GROSS. — Med. mod. 1895, 1er juin, p. 354.

SCHOOFS. — Arch. de méd. belges, avril 1895.

Jonathan MACREADY. — Loco citato, p.133.

CLARCKE. — London Lancet, 1896, p. 103.

BARD. — Lyon, 1896, n° 1184.

FAGUET. — Congrès de l'Assoc. pour l'avancement des Sciences, Tunis, 1896.

SCHULTZ. — Deutsche Zeits. f. Chir, 1896. t. XLIV, p. 271.

BARKER. — London Lancet, 1897, p. 1244.

LABANIEYETT. — Laitop. russk. Chir. Saint-Pétersbourg, 1897, pp. 940-985.

MAUCLAIRE. — Bull. de la Soc. Anat., juin 1897.

RIVET. — Gaz. méd. de Nantes, 1897-98, p. 258.

FÖDERL. — Arch. f. Klin. Chir. Berl., 1898, pp. 373-417.

MUGNAÏ. — Clin. Chir. Milano, 1898, Vï, pp. 4-13.

MOYNIHAN. — Lancet London, 1900, pp. 596-600, t. I.

AUVRAY. — Gaz. hebd. de Méd. et de Chir., Paris, p. 542.

GÖBEL. — Deutsche Ztschr. f. chir. Leipz., 1900, LVII, pp. 1-43.

FREDET. — Bull. et Mém. de la Soc. anat. de Paris, 1901, 6 s.; p. 154.

VAN BUREN KNOT. — Ann. of. Surg.

Vu et approuvé :
Montpellier, le 9 janvier 1902.
Le Doyen,

MAIRET.

Vu et permis d'imprimer :
Montpellier, le 9 janvier 1902.
Le Recteur de l'Académie,
ANT. BENOIST.

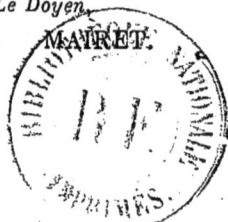

SERMENT

En présence des Maîtres de cette Ecole, de mes chers condisciples et devant l'effigie d'Hippocrate, je promets et je jure, au nom de l'Être suprême, d'être fidèle aux lois de l'honneur et de la probité dans l'exercice de la médecine. Je donnerai mes soins gratuits à l'indigent, et n'exigerai jamais un salaire au-dessus de mon travail. Admis dans l'intérieur des maisons, mes yeux ne verront pas ce qui s'y passe, ma langue taira les secrets qui me seront confiés, et mon état ne servira pas à corrompre les mœurs ni à favoriser le crime. Respectueux et reconnaissant envers mes Maîtres, je rendrai à leurs enfants l'instruction que j'ai reçue de leurs pères.

Que les hommes m'accordent leur estime, si je suis fidèle à mes promesses! Que je sois couvert d'opprobre et méprisé de mes confrères, si j'y manque!